Histoire et Développement du Stoïcisme

avec une histoire de légende antique :

Le Chemin Stoïque : Résilience et Sagesse à Agorapolis

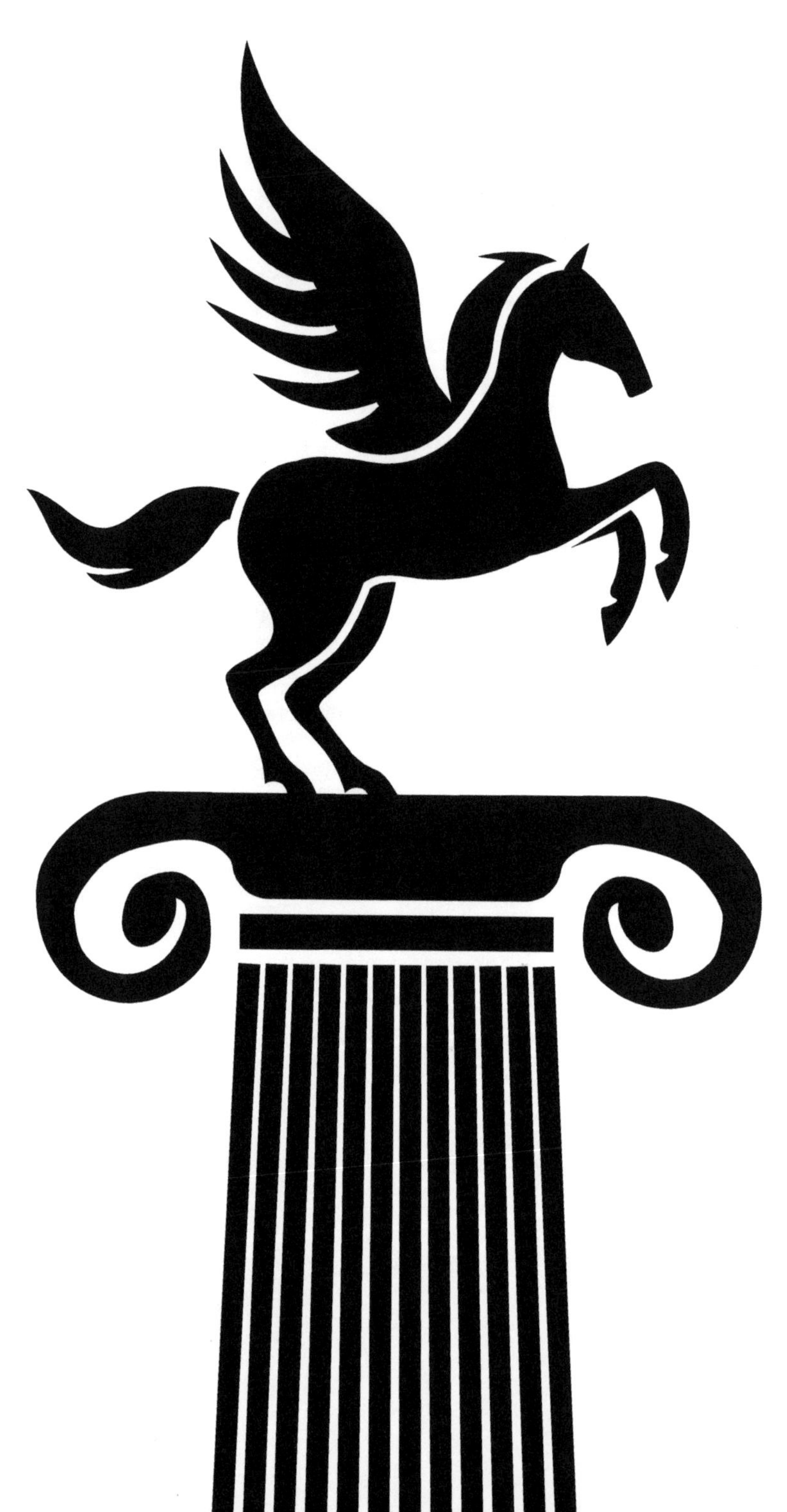

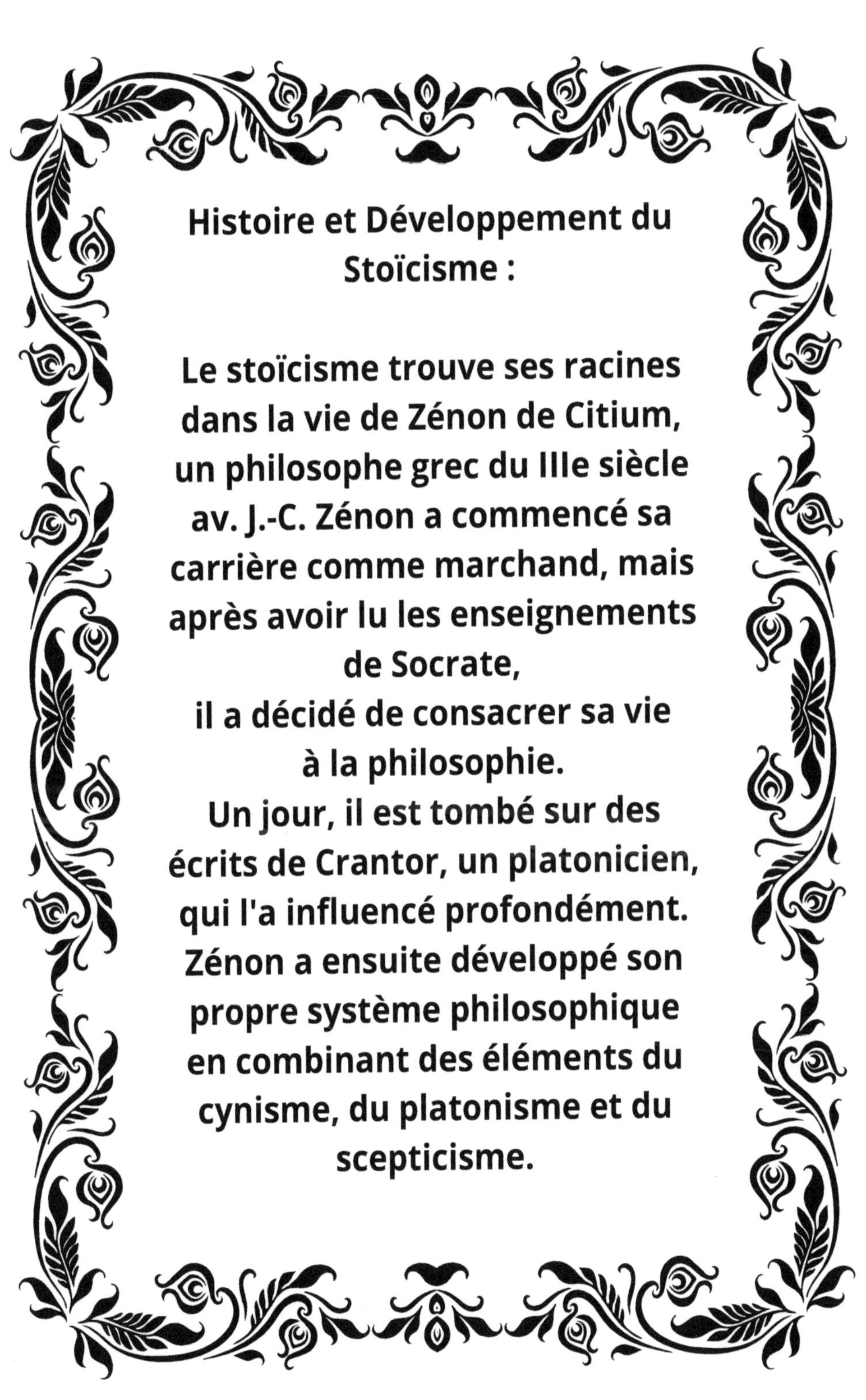

Histoire et Développement du Stoïcisme :

Le stoïcisme trouve ses racines dans la vie de Zénon de Citium, un philosophe grec du IIIe siècle av. J.-C. Zénon a commencé sa carrière comme marchand, mais après avoir lu les enseignements de Socrate,
il a décidé de consacrer sa vie à la philosophie.
Un jour, il est tombé sur des écrits de Crantor, un platonicien, qui l'a influencé profondément. Zénon a ensuite développé son propre système philosophique en combinant des éléments du cynisme, du platonisme et du scepticisme.

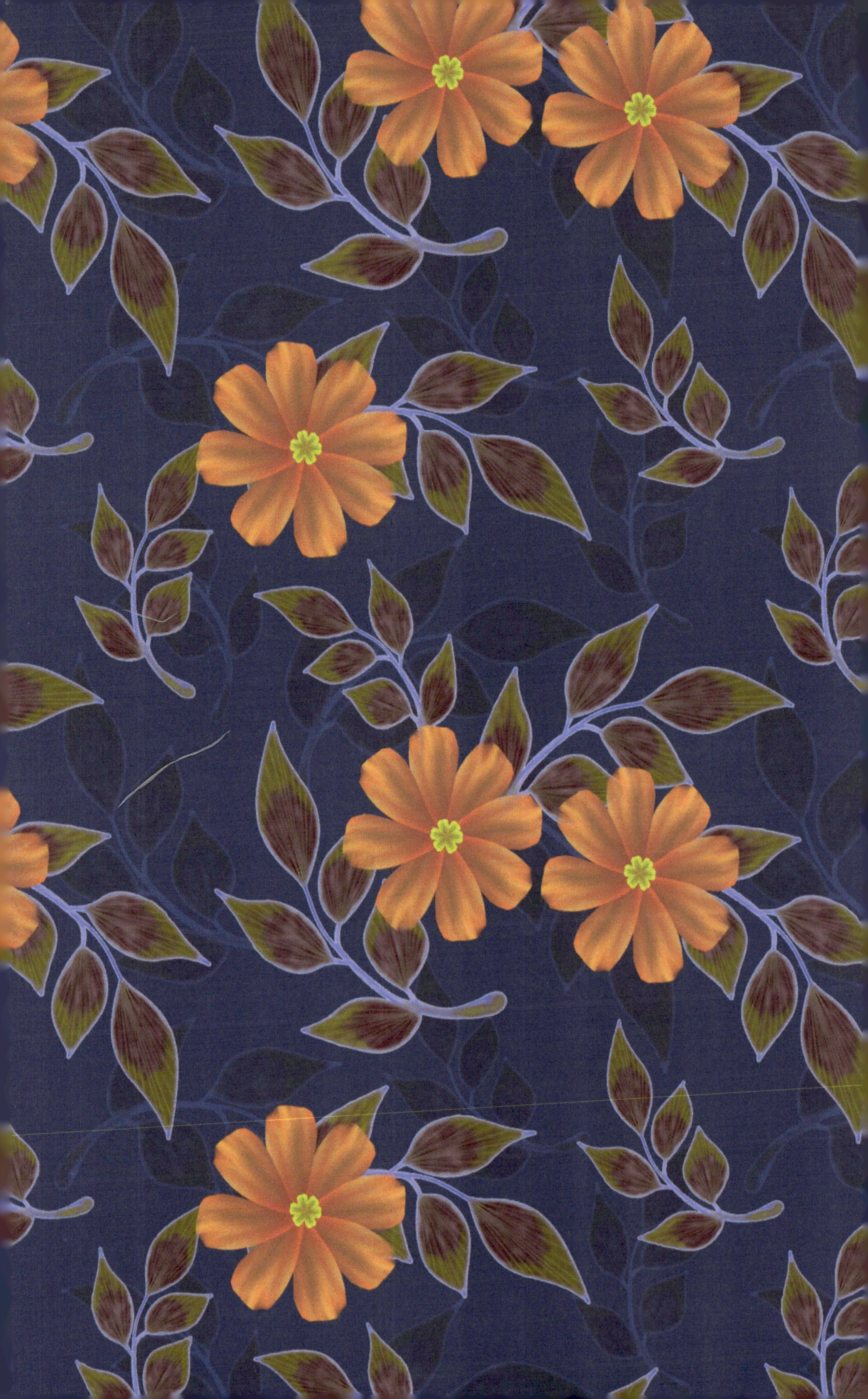

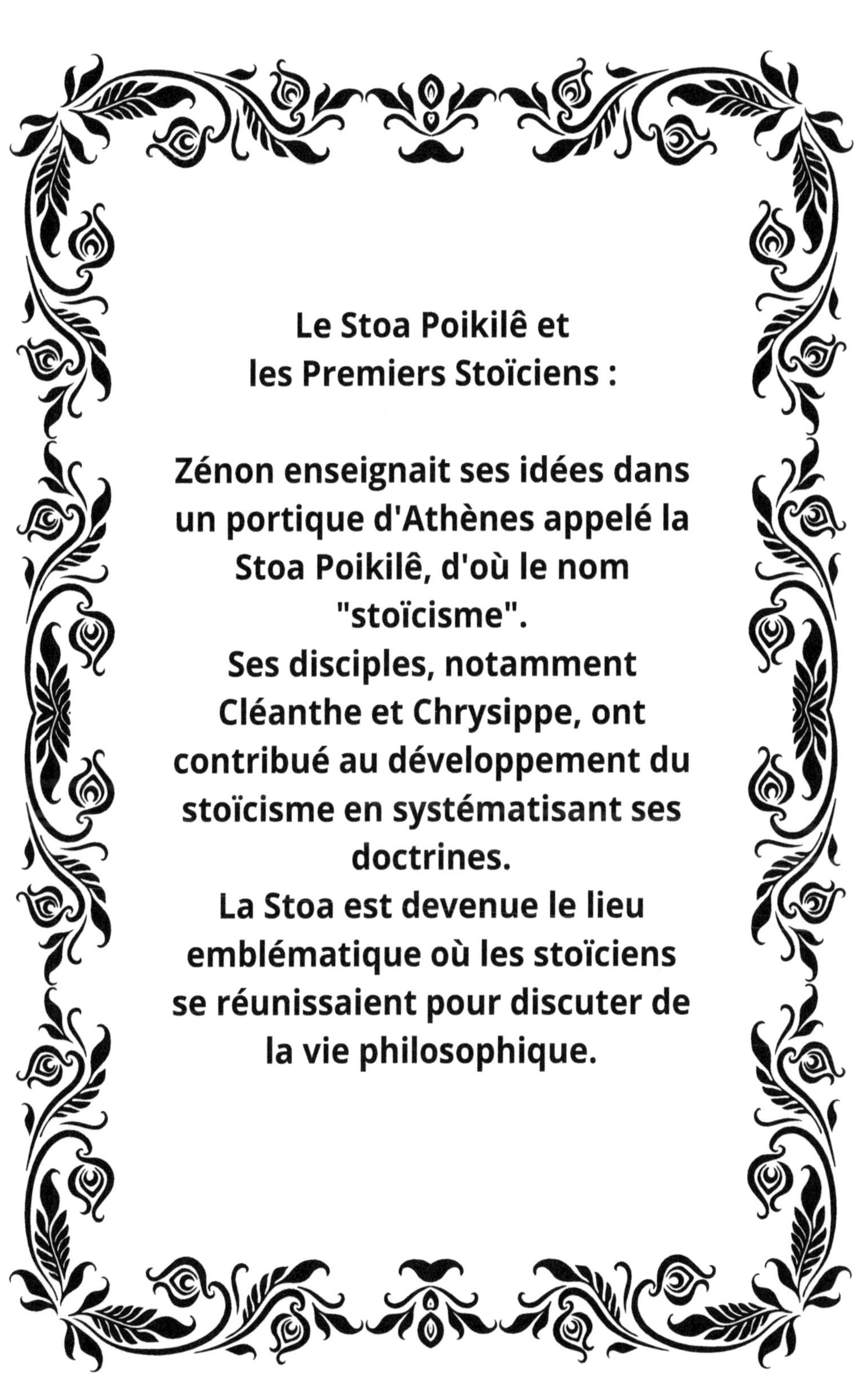

Le Stoa Poikilê et
les Premiers Stoïciens :

Zénon enseignait ses idées dans
un portique d'Athènes appelé la
Stoa Poikilê, d'où le nom
"stoïcisme".
Ses disciples, notamment
Cléanthe et Chrysippe, ont
contribué au développement du
stoïcisme en systématisant ses
doctrines.
La Stoa est devenue le lieu
emblématique où les stoïciens
se réunissaient pour discuter de
la vie philosophique.

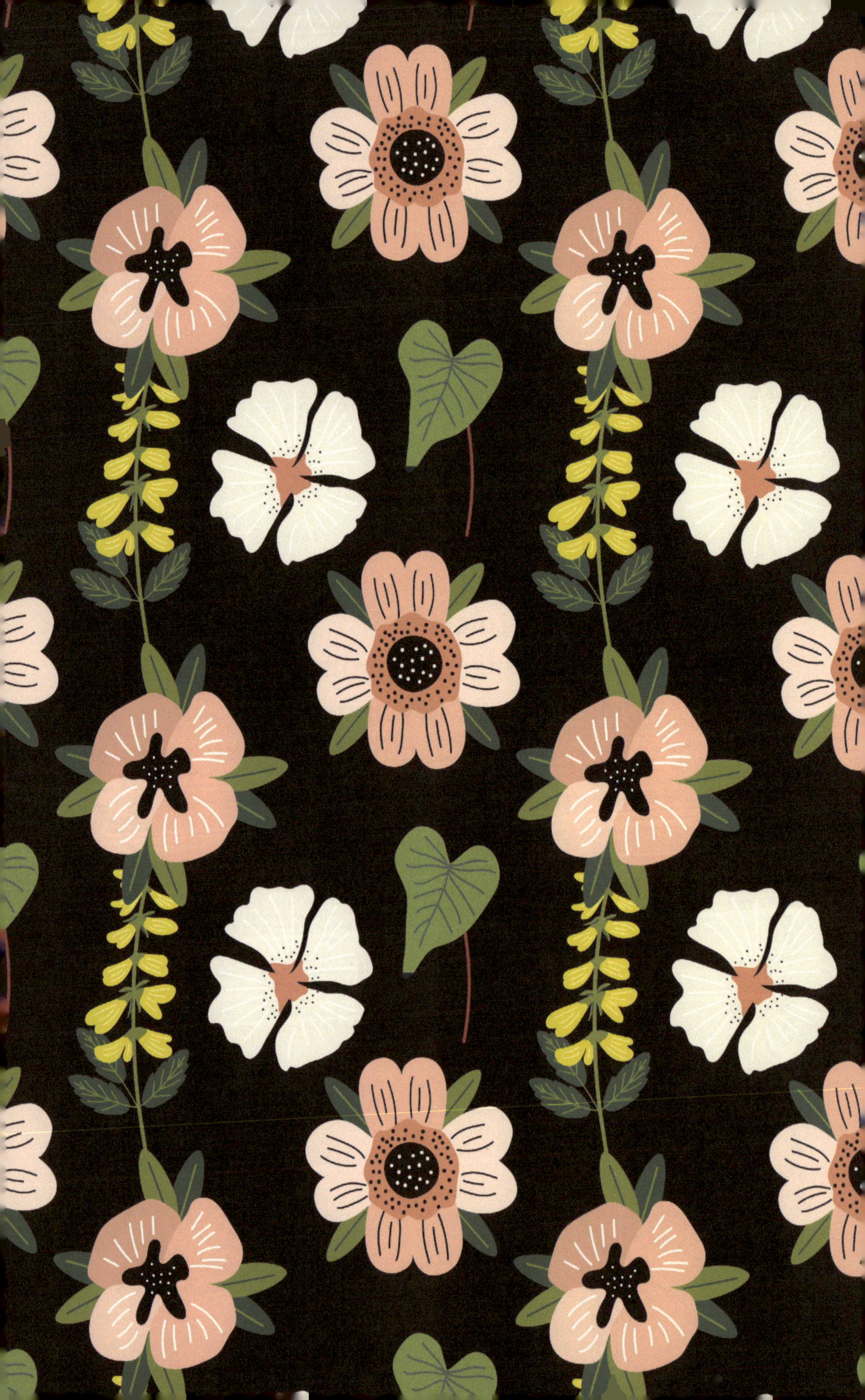

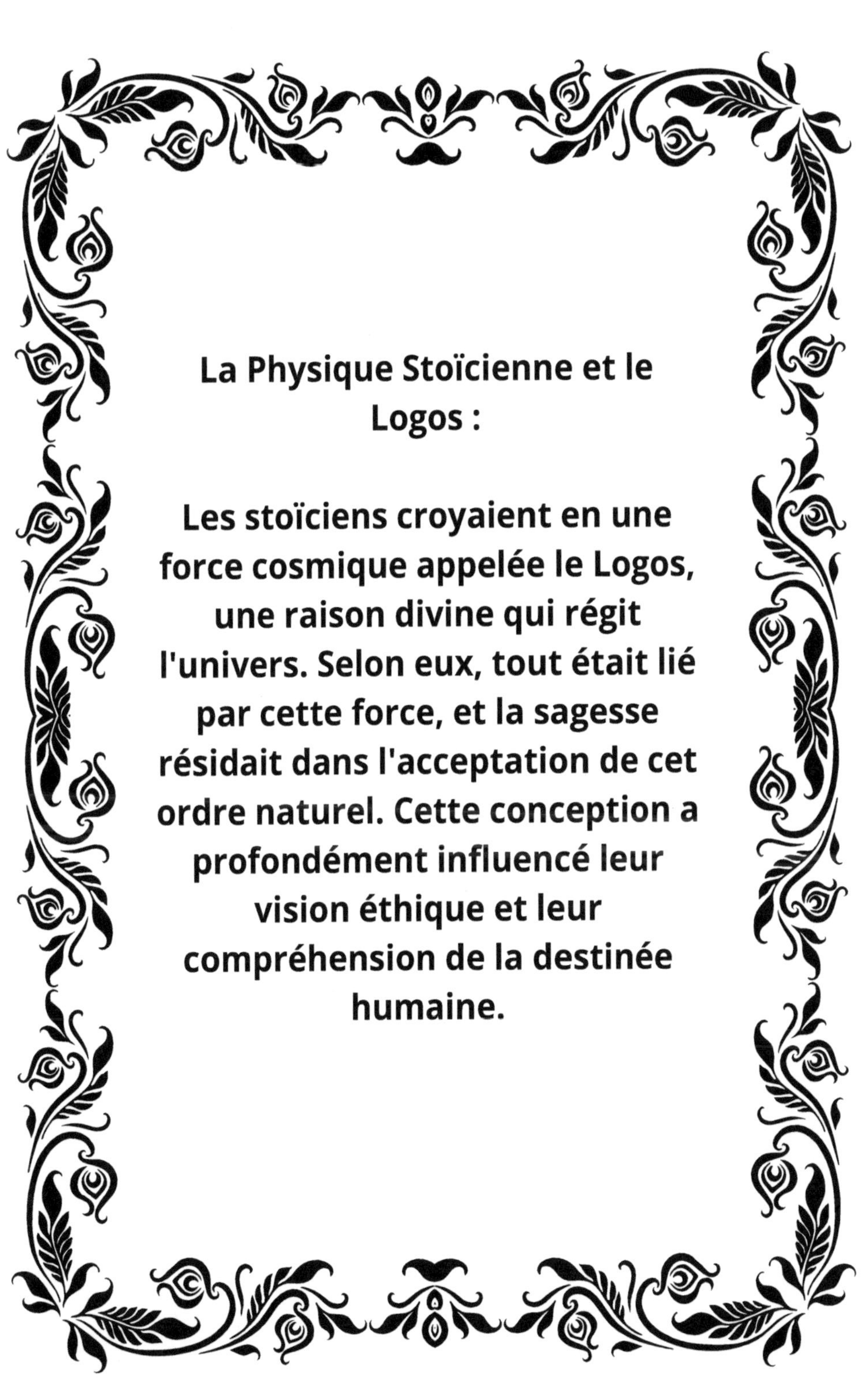

La Physique Stoïcienne et le Logos :

Les stoïciens croyaient en une force cosmique appelée le Logos, une raison divine qui régit l'univers. Selon eux, tout était lié par cette force, et la sagesse résidait dans l'acceptation de cet ordre naturel. Cette conception a profondément influencé leur vision éthique et leur compréhension de la destinée humaine.

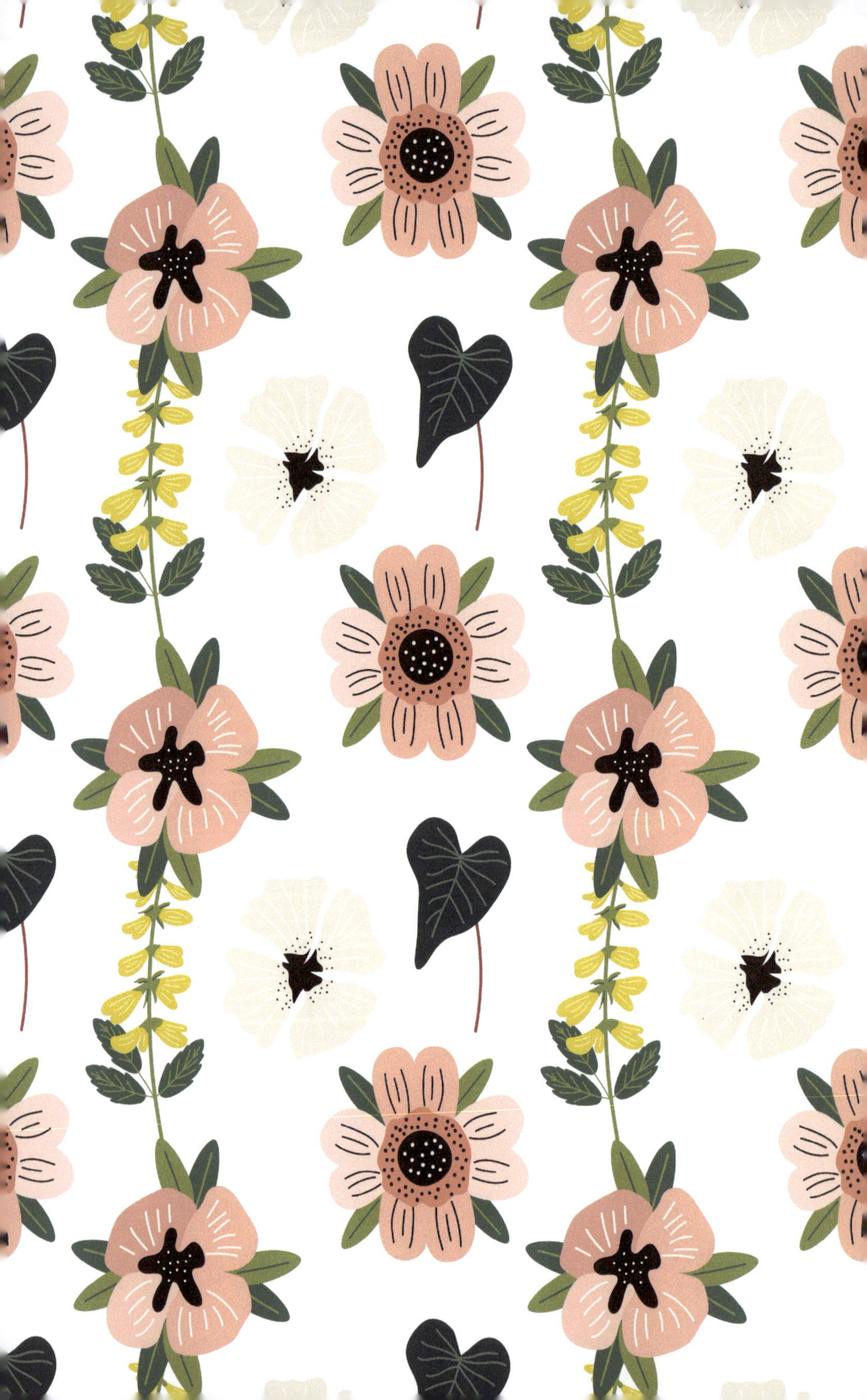

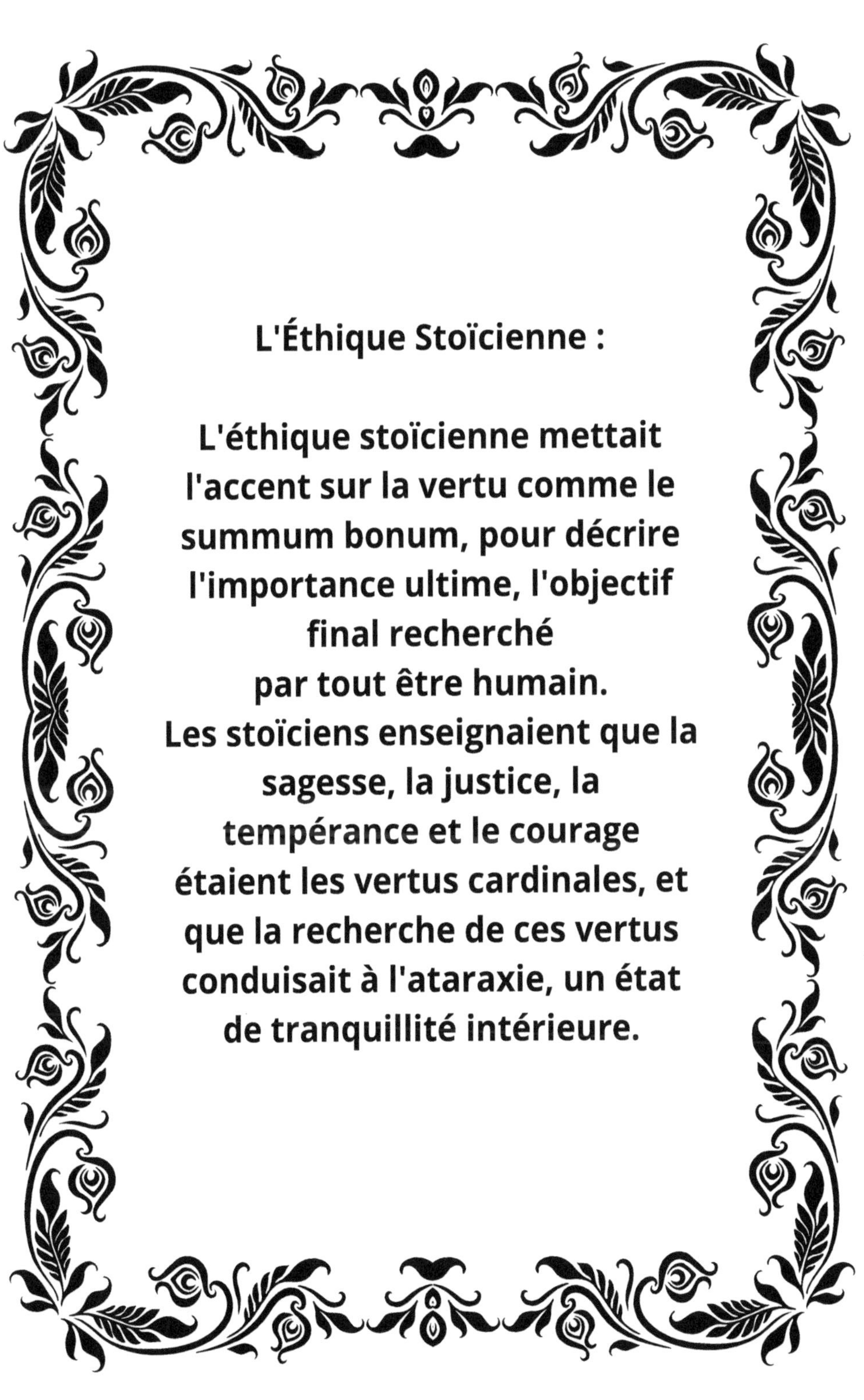

L'Éthique Stoïcienne :

L'éthique stoïcienne mettait
l'accent sur la vertu comme le
summum bonum, pour décrire
l'importance ultime, l'objectif
final recherché
par tout être humain.
Les stoïciens enseignaient que la
sagesse, la justice, la
tempérance et le courage
étaient les vertus cardinales, et
que la recherche de ces vertus
conduisait à l'ataraxie, un état
de tranquillité intérieure.

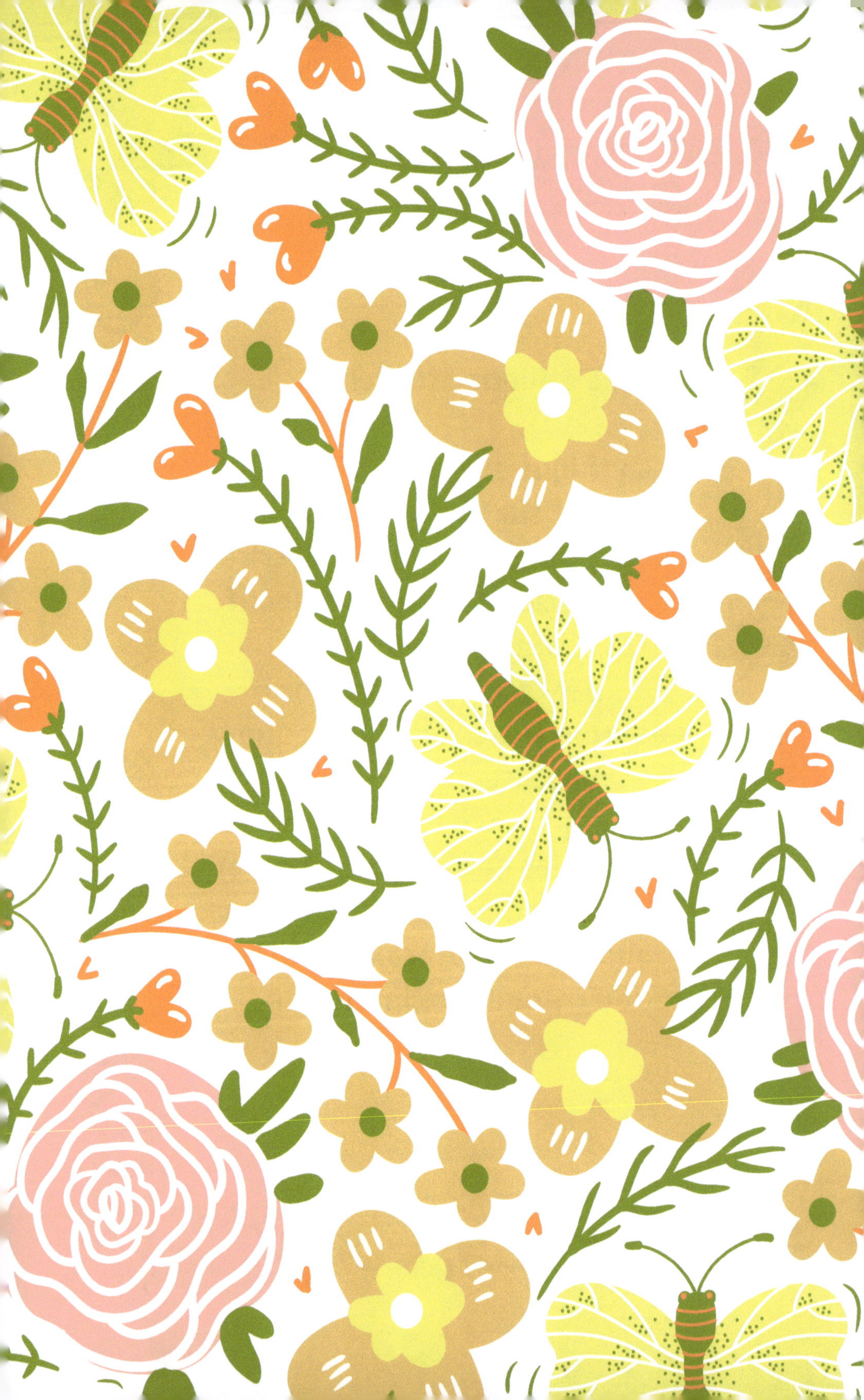

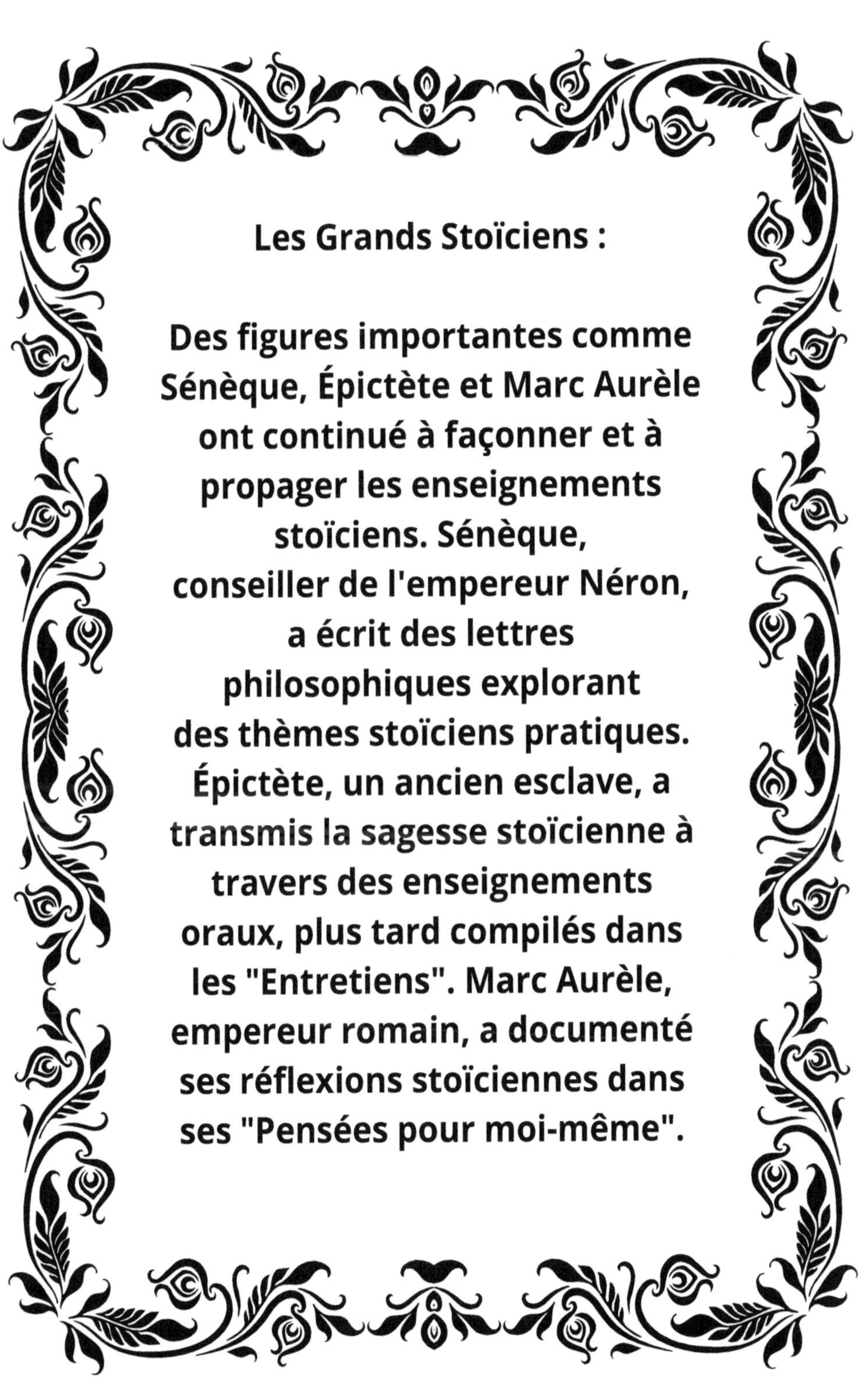

Les Grands Stoïciens :

Des figures importantes comme Sénèque, Épictète et Marc Aurèle ont continué à façonner et à propager les enseignements stoïciens. Sénèque, conseiller de l'empereur Néron, a écrit des lettres philosophiques explorant des thèmes stoïciens pratiques. Épictète, un ancien esclave, a transmis la sagesse stoïcienne à travers des enseignements oraux, plus tard compilés dans les "Entretiens". Marc Aurèle, empereur romain, a documenté ses réflexions stoïciennes dans ses "Pensées pour moi-même".

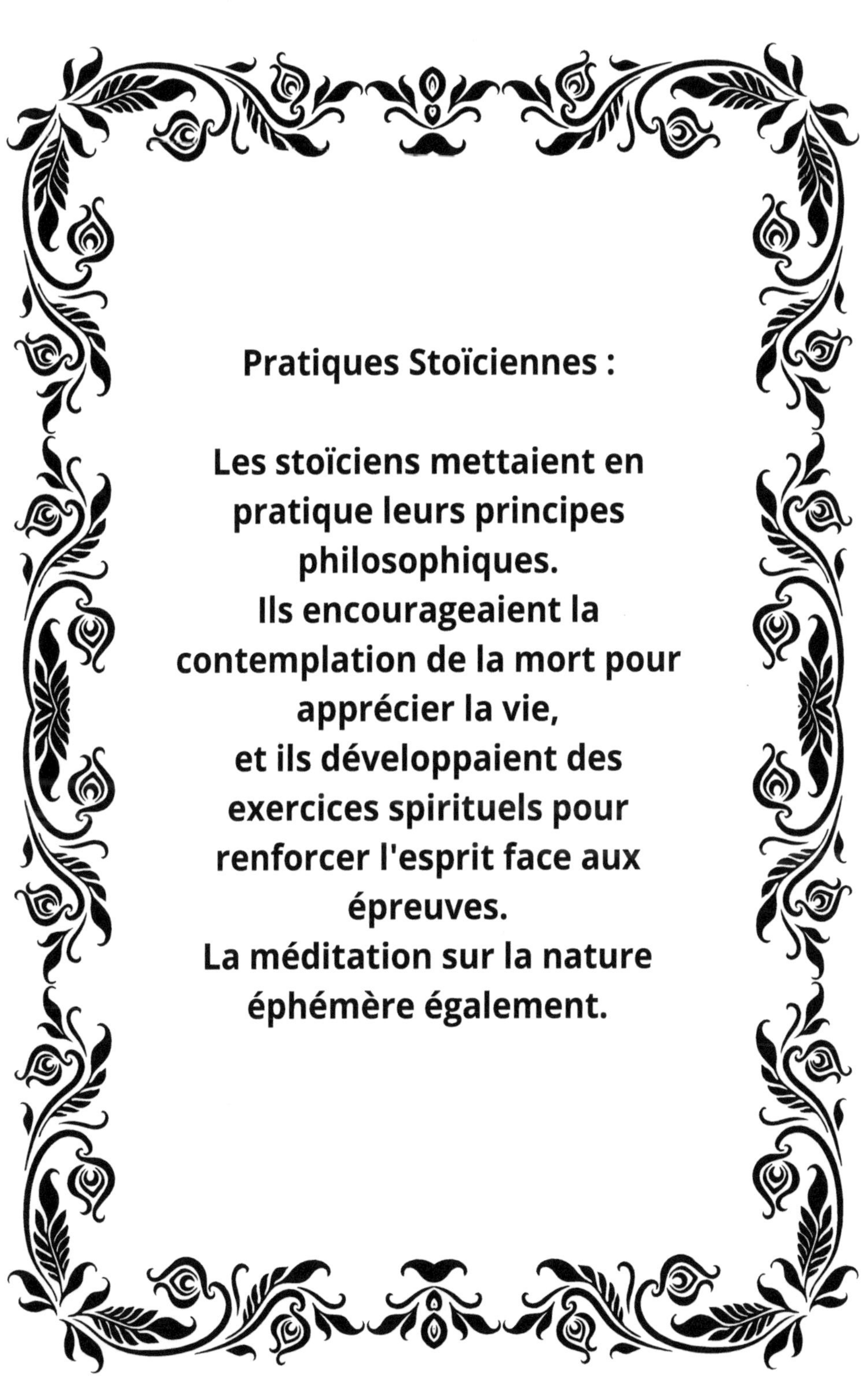

Pratiques Stoïciennes :

Les stoïciens mettaient en pratique leurs principes philosophiques.
Ils encourageaient la contemplation de la mort pour apprécier la vie,
et ils développaient des exercices spirituels pour renforcer l'esprit face aux épreuves.
La méditation sur la nature éphémère également.

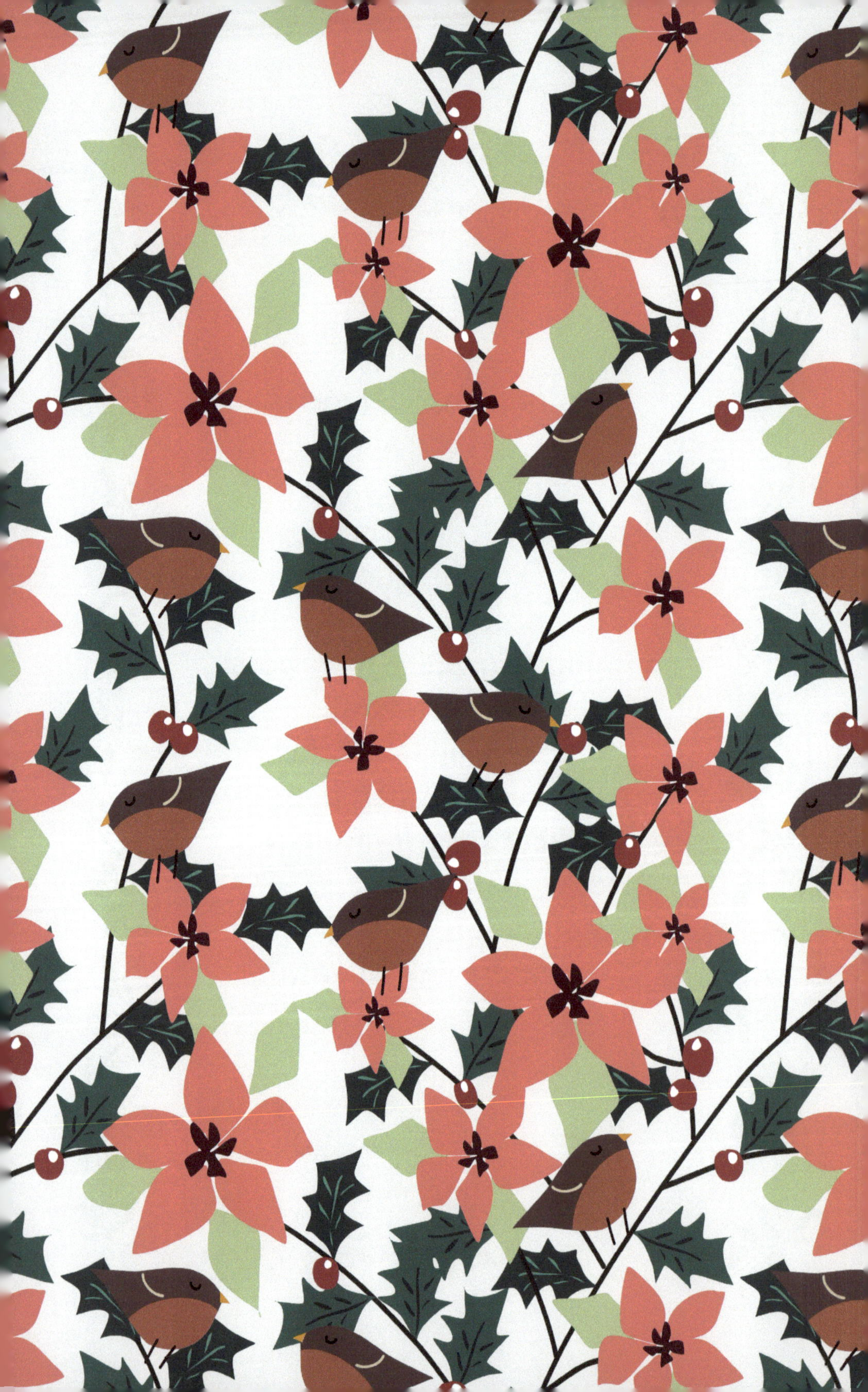

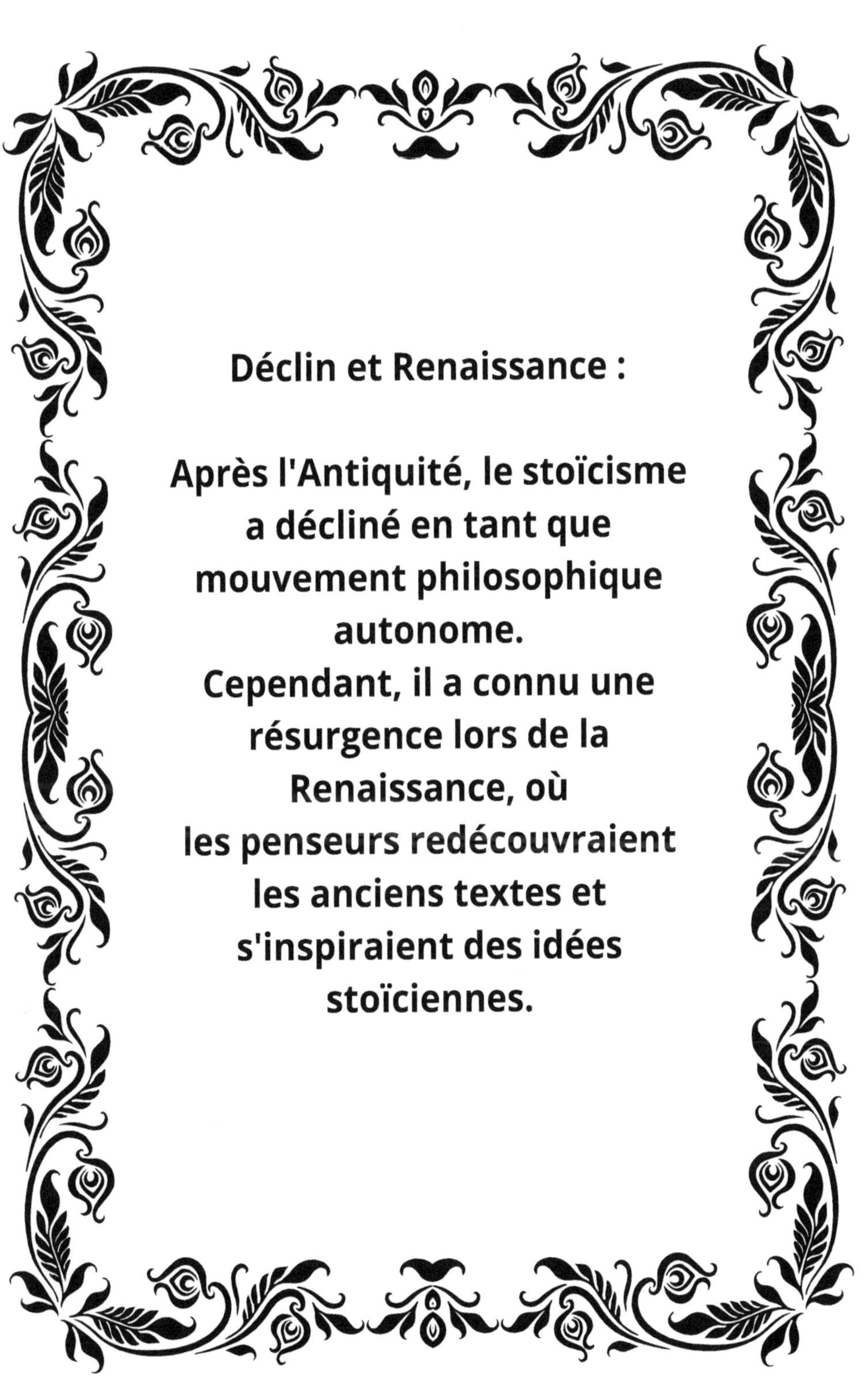

Déclin et Renaissance :

Après l'Antiquité, le stoïcisme
a décliné en tant que
mouvement philosophique
autonome.
Cependant, il a connu une
résurgence lors de la
Renaissance, où
les penseurs redécouvraient
les anciens textes et
s'inspiraient des idées
stoïciennes.

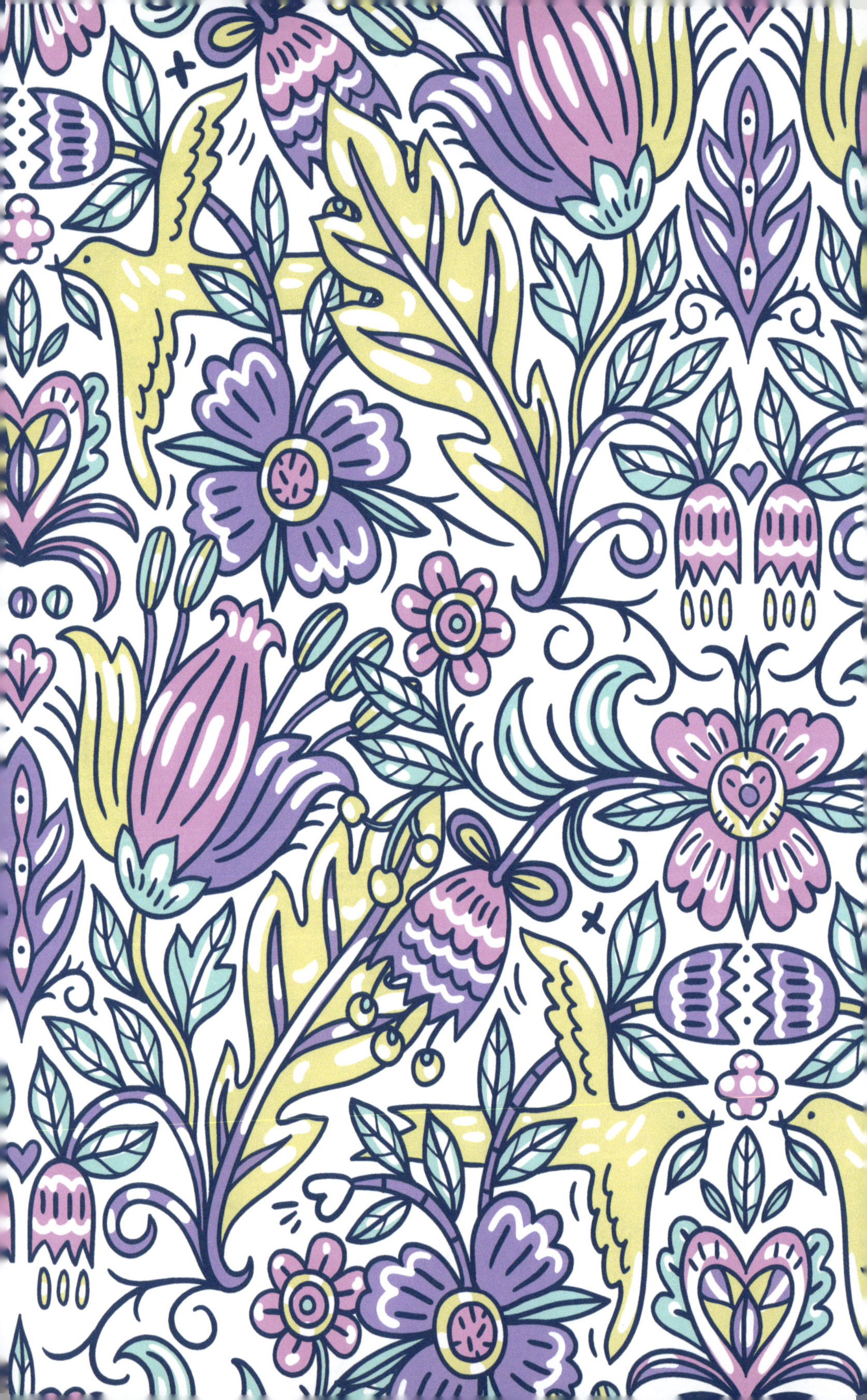

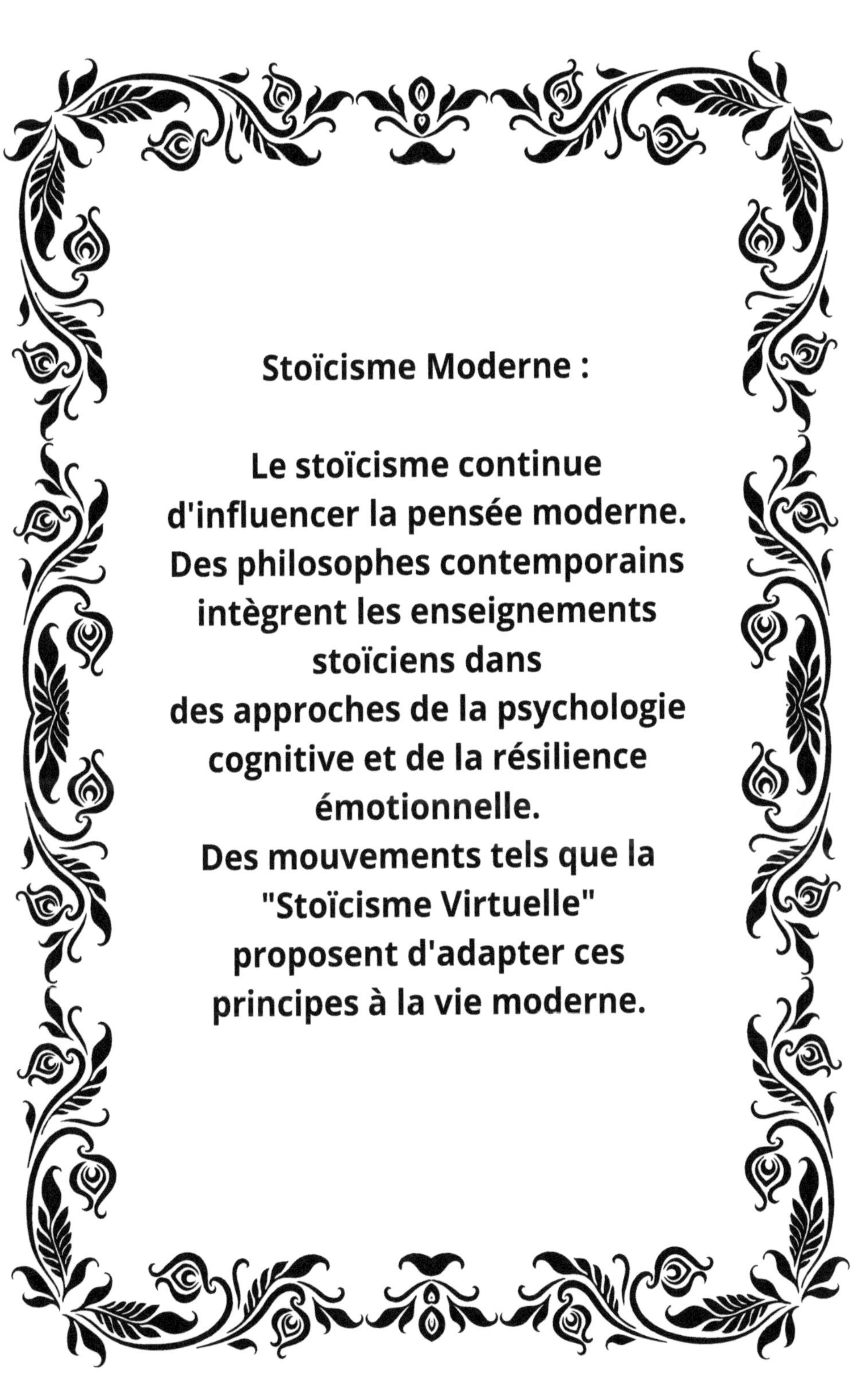

Stoïcisme Moderne :

Le stoïcisme continue
d'influencer la pensée moderne.
Des philosophes contemporains
intègrent les enseignements
stoïciens dans
des approches de la psychologie
cognitive et de la résilience
émotionnelle.
Des mouvements tels que la
"Stoïcisme Virtuelle"
proposent d'adapter ces
principes à la vie moderne.

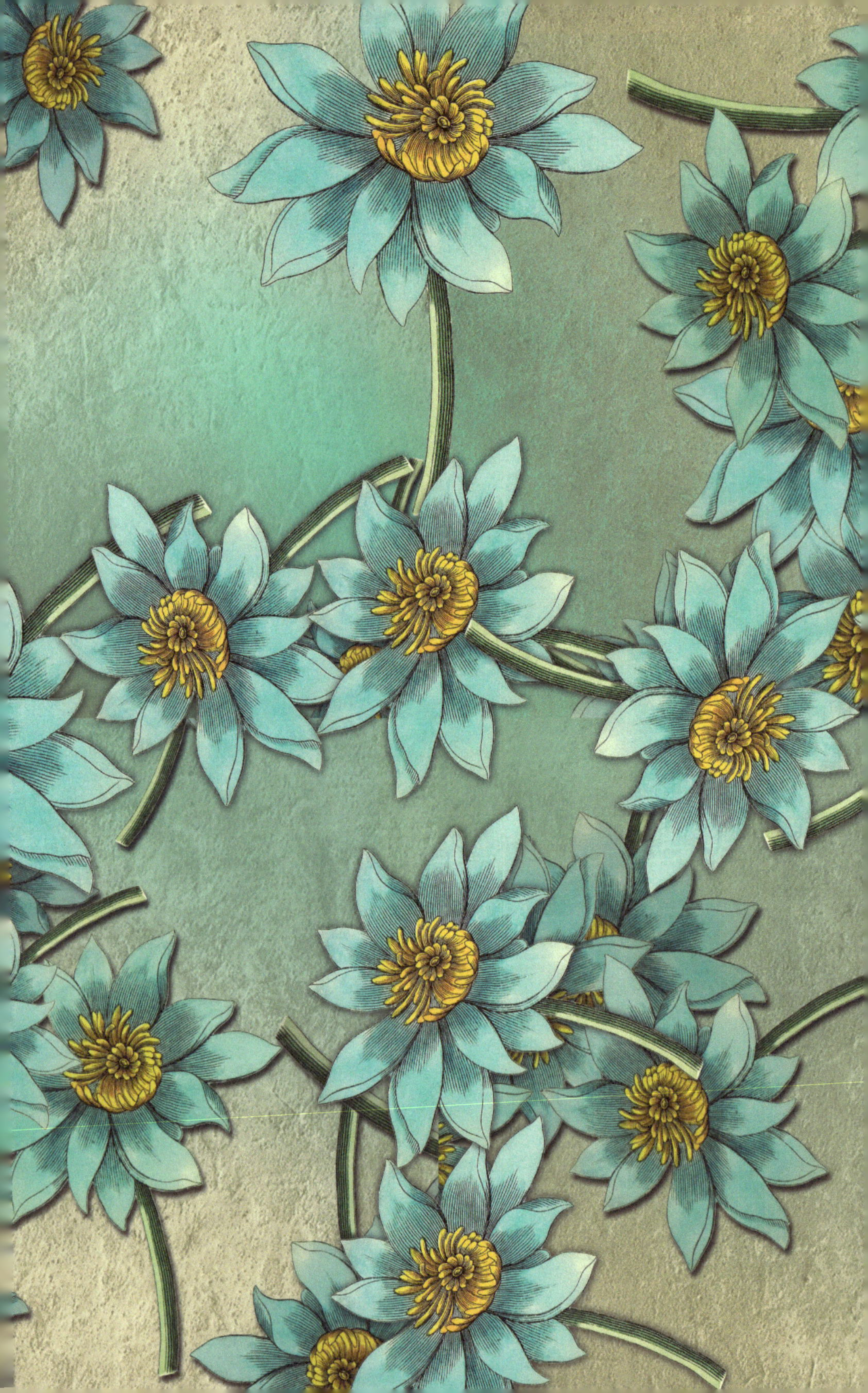

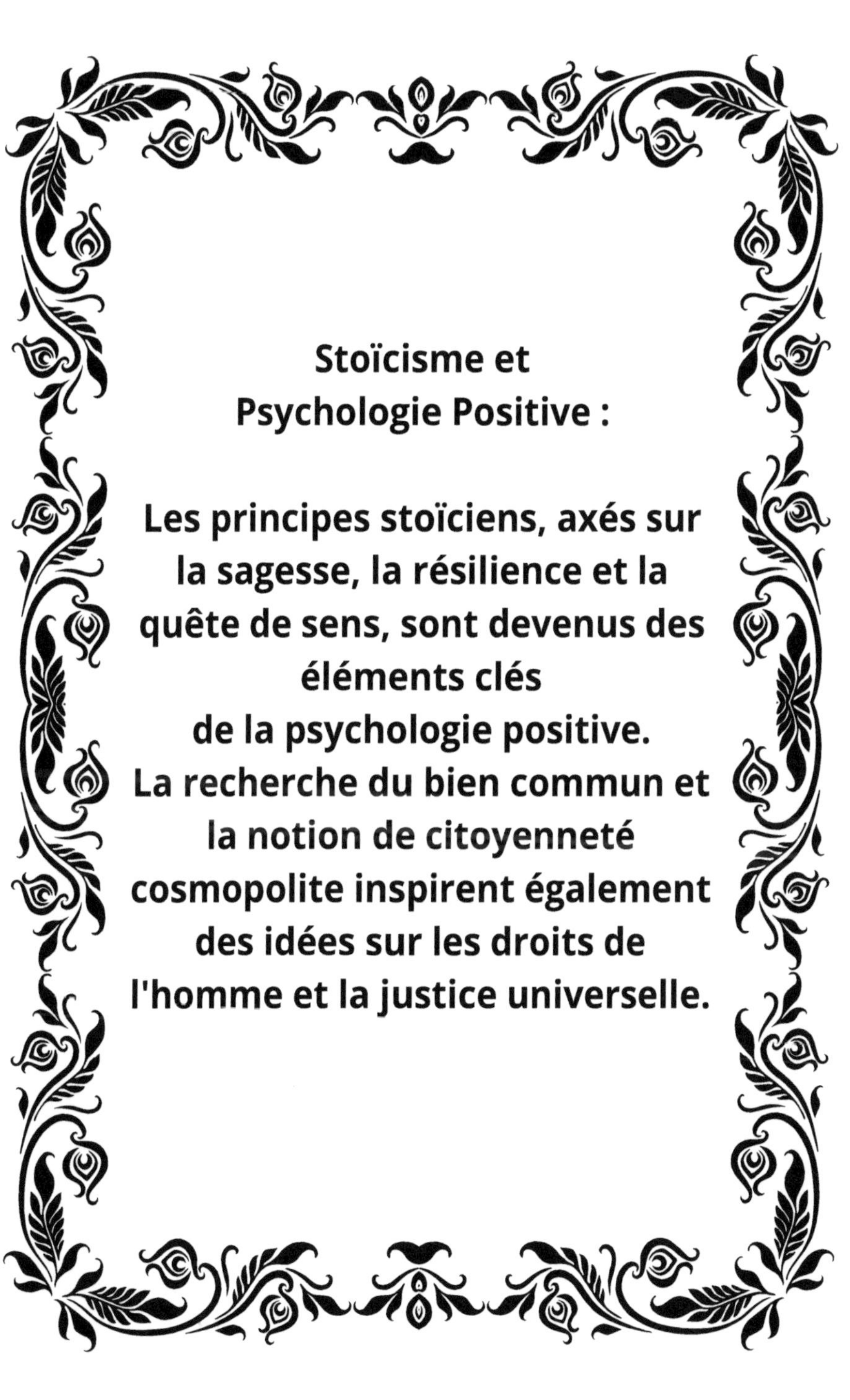

Stoïcisme et
Psychologie Positive :

Les principes stoïciens, axés sur
la sagesse, la résilience et la
quête de sens, sont devenus des
éléments clés
de la psychologie positive.
La recherche du bien commun et
la notion de citoyenneté
cosmopolite inspirent également
des idées sur les droits de
l'homme et la justice universelle.

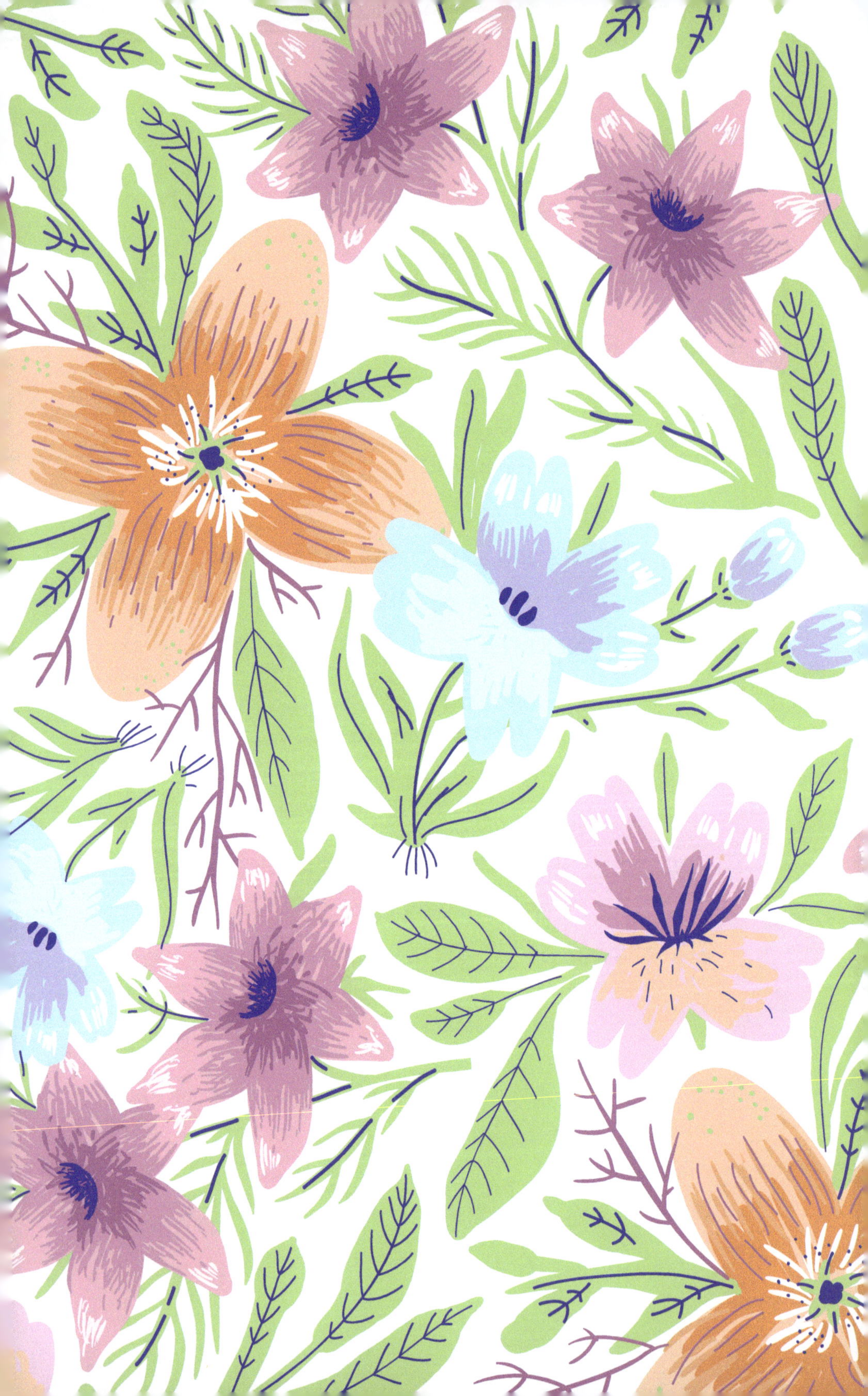

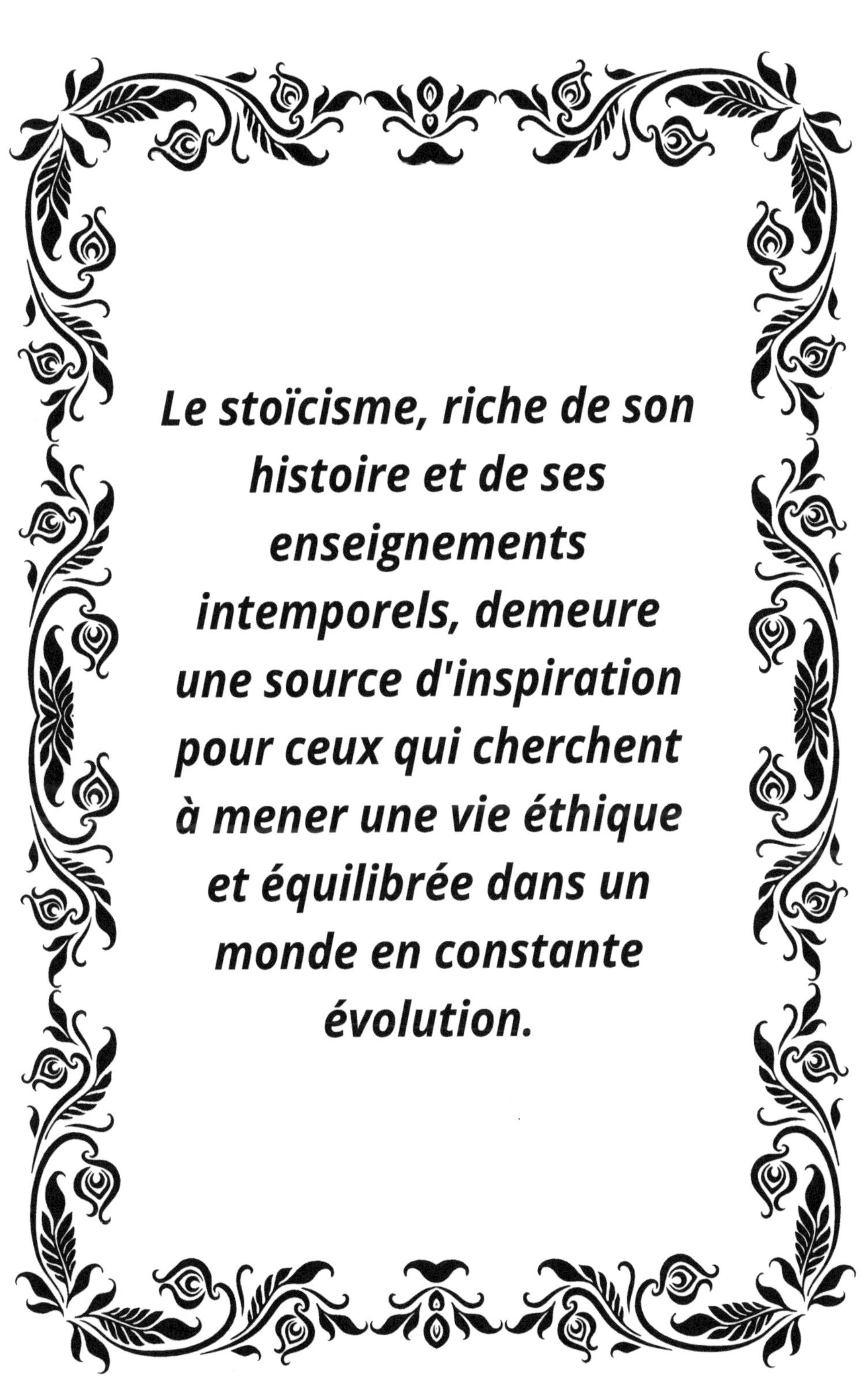

Le stoïcisme, riche de son histoire et de ses enseignements intemporels, demeure une source d'inspiration pour ceux qui cherchent à mener une vie éthique et équilibrée dans un monde en constante évolution.

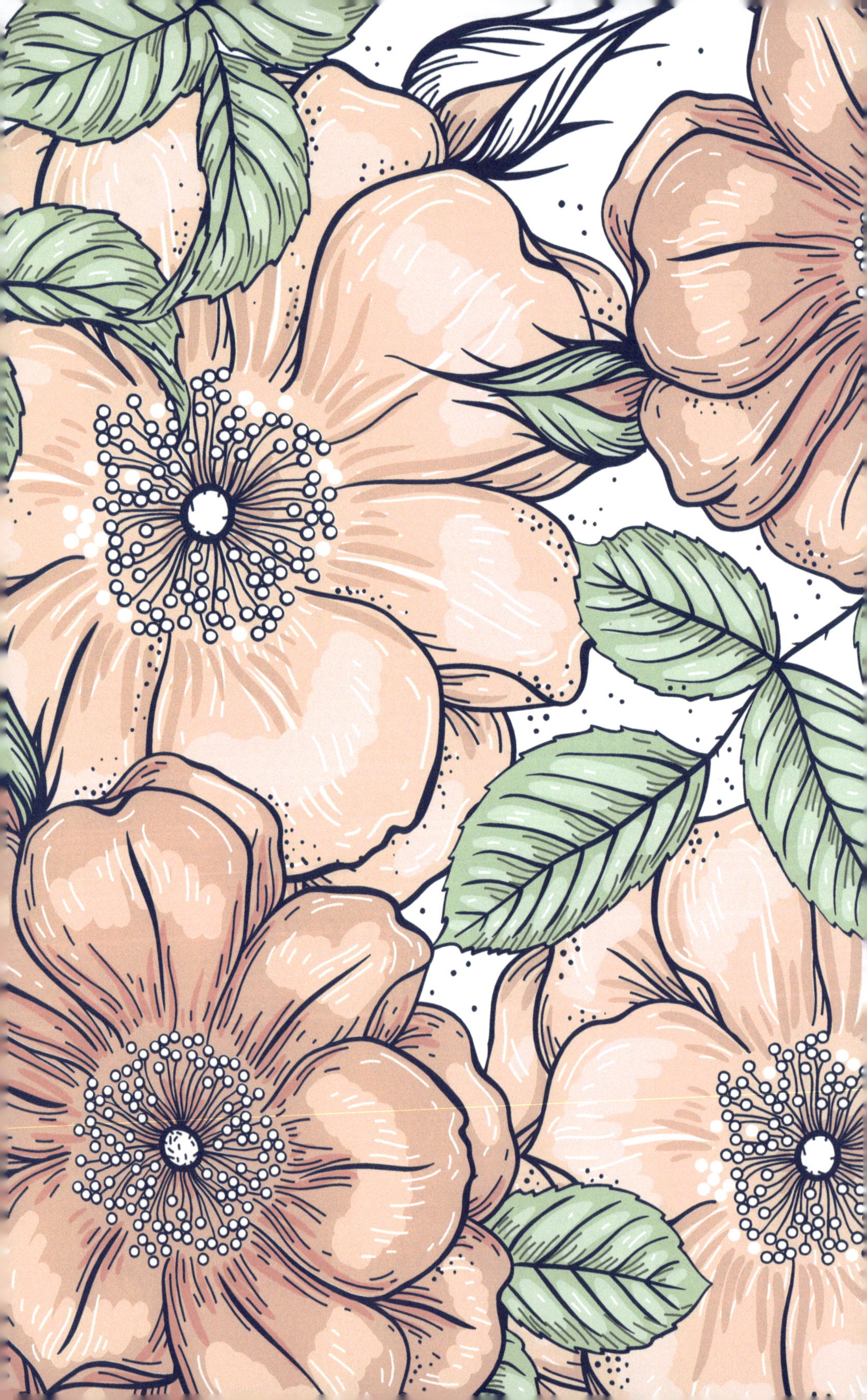

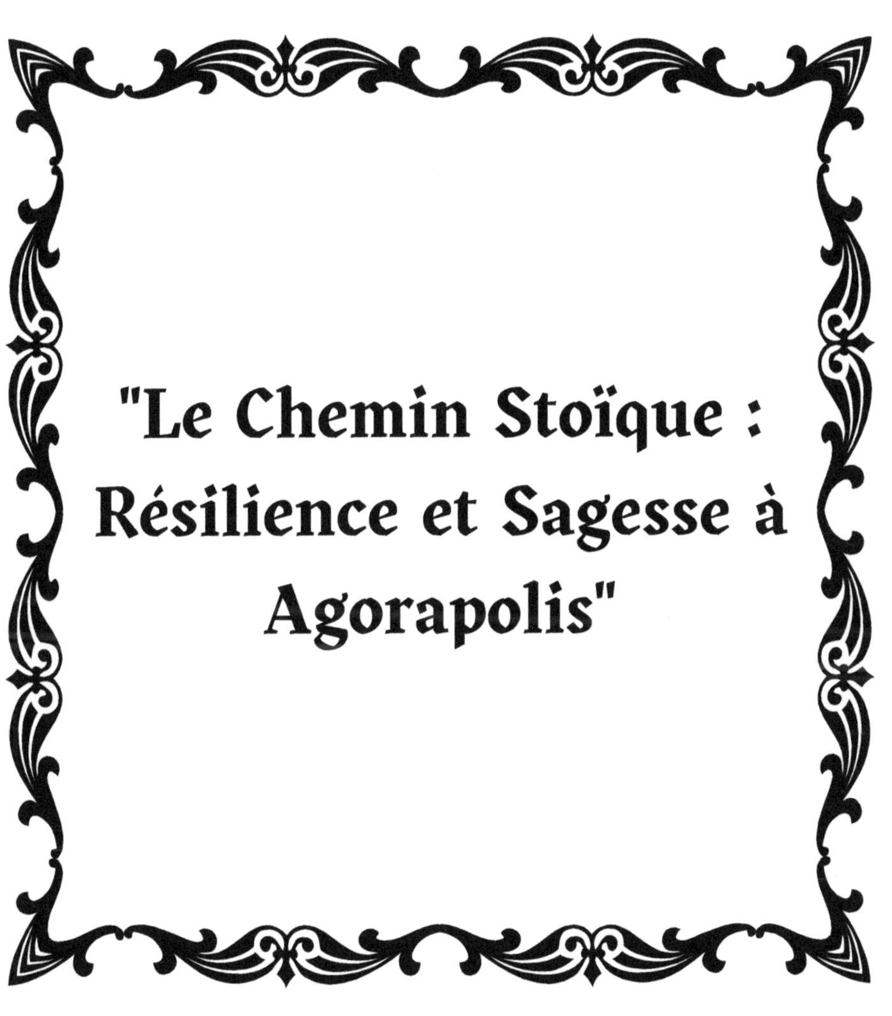

"Le Chemin Stoïque : Résilience et Sagesse à Agorapolis"

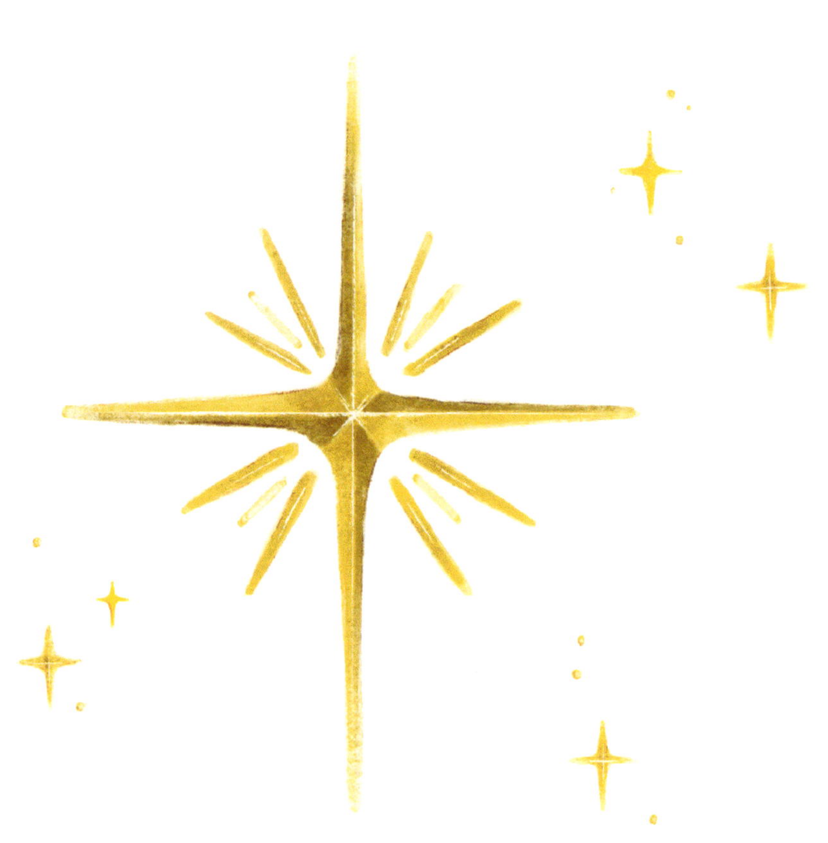

Dans la cité animée d'Agorapolis,
nichée entre des collines verdoyantes
et traversée par des rivières
sinueuses, vivait un jeune homme
du nom d'Alexios.
Fils d'un marchand respecté, il avait
grandi dans l'ombre bienveillante de
la maison familiale, entouré de
l'effervescence joyeuse du marché
local.

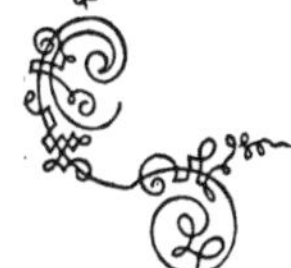

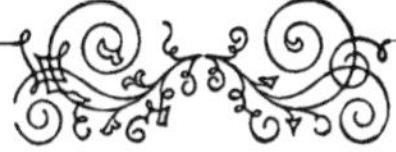

L'histoire d'Alexios prit un tournant tragique lorsque, sous le ciel d'été, son père tomba gravement malade et succomba à une maladie soudaine.
La quiétude qui enveloppait la demeure familiale se transforma en une symphonie de chagrin.
Cependant, la cruelle réalité réservait encore une autre épreuve à la famille.
Les affaires prospères du père avaient caché une vérité douloureuse, une dette colossale menaçait de dévorer les fondations de leur foyer.

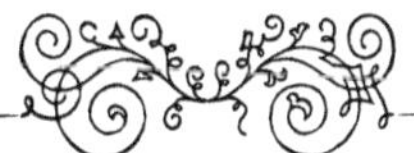

Alors que la nouvelle se répandait comme une onde de choc à travers la ville, la maison familiale, jadis symbole de sécurité, était sur le point d'être saisie par des créanciers impitoyables.

Dans l'obscurité de la tragédie, Alexios se tenait, la responsabilité pesant lourdement sur ses épaules.

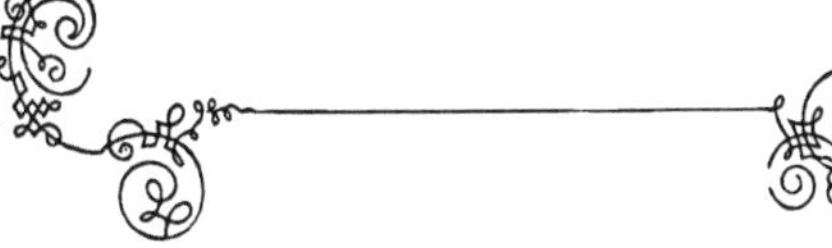

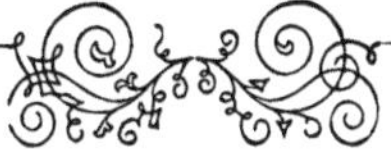

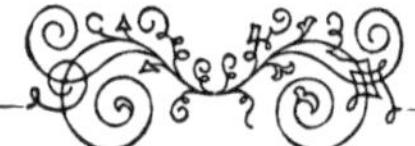

Cependant, au lieu de se laisser
submerger par la colère et le
désespoir, Alexios chercha refuge
dans les enseignements stoïciens
qu'il avait découverts dans les vieux
manuscrits
de la bibliothèque locale.
Les écrits de Sénèque et d'Épictète
devinrent ses guides, éclairant le
chemin de la résilience et de la
sagesse.

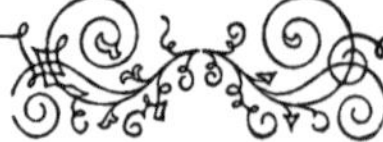

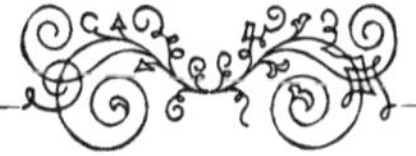

S'appuyant sur la vertu stoïcienne de la maîtrise de soi, Alexios entreprit de faire face méthodiquement aux défis qui se présentaient à lui.

Il décida de vendre les biens non essentiels de la famille, de travailler ardemment jour et nuit pour rembourser les dettes, et de rechercher des mentors qui pourraient le guider dans le monde impitoyable des affaires.

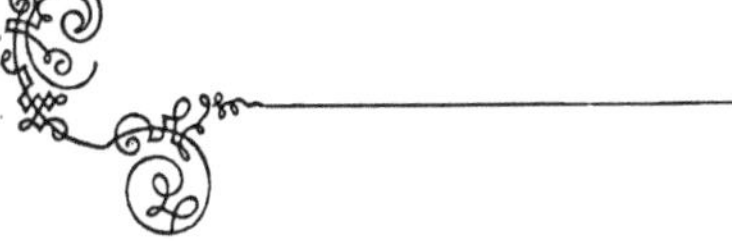

Chaque épreuve était une leçon
stoïcienne, et Alexios les embrassa
avec une patience qui devint son
alliée la plus fidèle.
Il apprit à voir les revers comme des
opportunités de grandir, cultivant
ainsi une mentalité résolue et
pragmatique.
La maison familiale, jadis menacée
d'être engloutie par les dettes, devint
le terrain d'entraînement où se
forgeait le caractère d'Alexios.

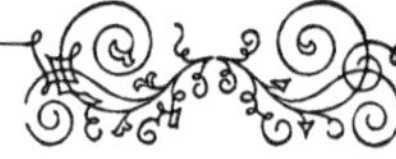

Le destin intervint d'une manière inattendue lorsque son dévouement attira l'attention d'un riche marchand de la cité.
Ce bienfaiteur, connu pour sa passion pour la philosophie stoïcienne, fut impressionné par la détermination
et la sagesse d'Alexios.
Il lui offrit une opportunité unique de partenariat dans ses florissantes entreprises, un geste qui changea à jamais le cours de la vie d'Alexios.

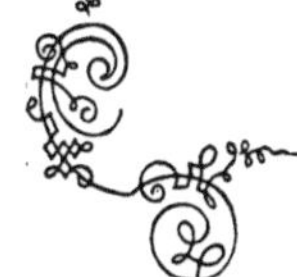

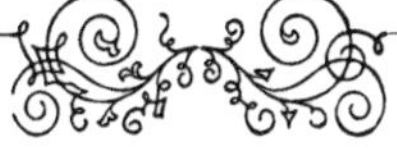

Prospérant dans le monde des affaires, Alexios n'oublia pas les leçons stoïciennes
gravées dans son cœur.
Sa réussite ne le conduisit pas sur la voie de la cupidité, mais plutôt vers celle de la bienveillance.
Guidé par la sagesse stoïcienne, il utilisa sa richesse pour soutenir les plus démunis de la ville.

L'histoire d'Alexios se répandit à travers les collines d'Agorapolis, portée par le vent comme une mélodie inspirante.

Sa maison, autrefois menacée d'être engloutie par les vagues de la détresse, devint un refuge pour ceux dans le besoin.

Les séminaires qu'il organisa pour partager les enseignements stoïciens attirèrent des esprits avides de sagesse et de résilience.

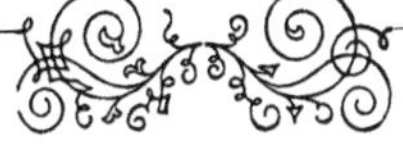

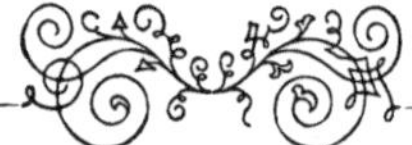

Ainsi, dans la lumière de la sagesse stoïcienne, Alexios transforma non seulement sa propre vie mais également celle de toute une communauté.

Sa quête de vertu, de patience et de bienveillance devint une histoire légendaire, résonnant à travers les ruelles pavées d'Agorapolis comme un phare de lumière dans l'obscurité apparente, rappelant à tous que la sagesse peut illuminer même les chemins les plus difficiles.

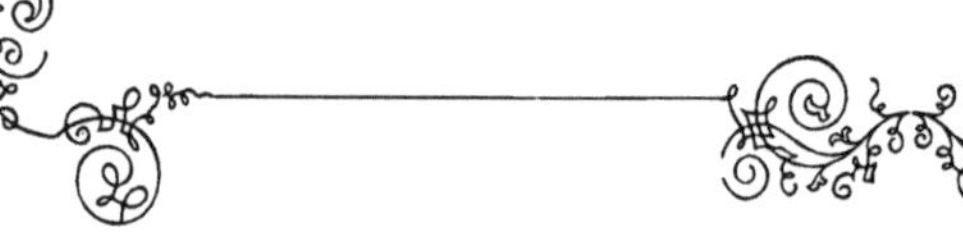

Moralité :

Dans les dédales de la vie, la sagesse stoïcienne révèle que même face aux tourments, la vertu, la patience et la bienveillance sont des étoiles qui guident vers la lumière.
La résilience d'Alexios à Agorapolis nous enseigne que, dans chaque épreuve, réside une opportunité de grandir et d'inspirer
ceux qui nous entourent.
La vie, telle une œuvre d'art, trouve sa beauté dans la manière dont nous façonnons nos réponses aux défis qui se dressent sur notre chemin."

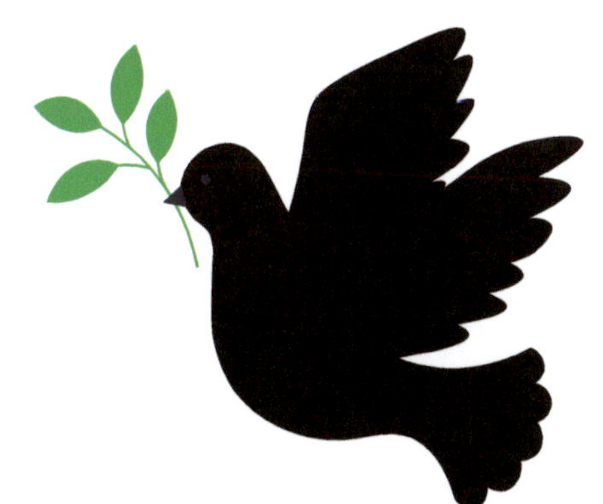

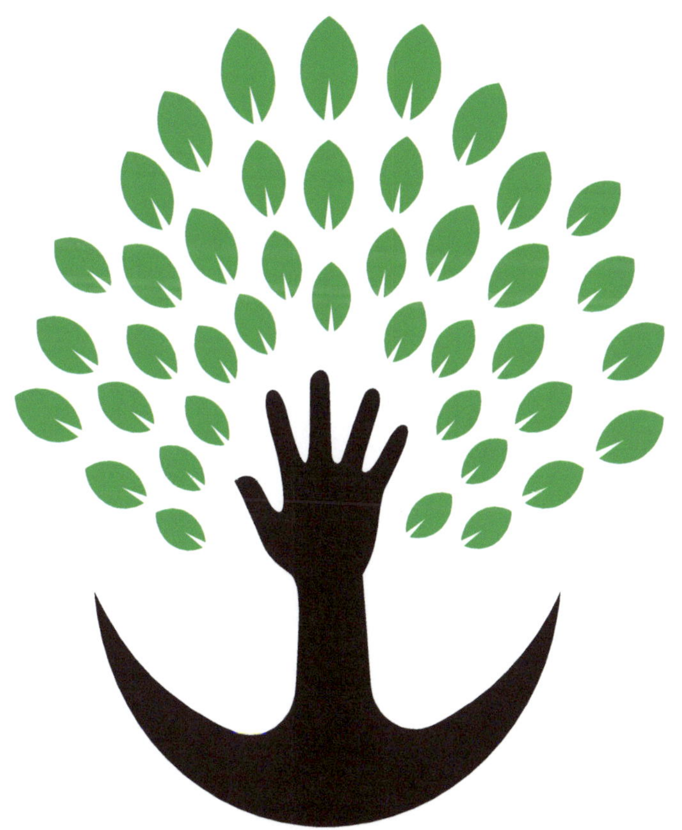

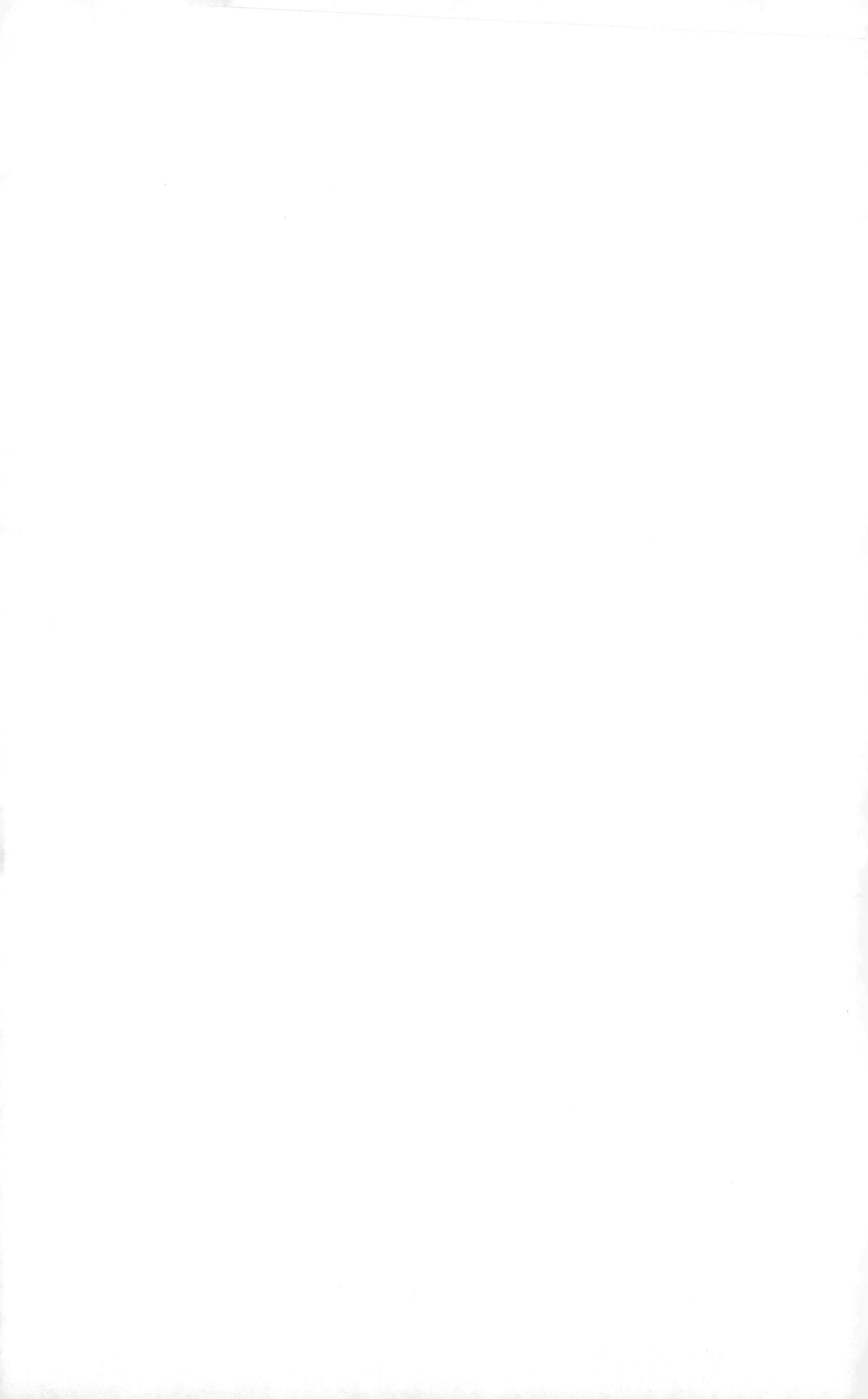